AF475465

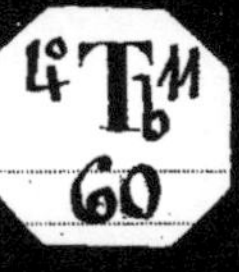
4° Tb 11
60

DISCOURS DE RENTRÉE

1856

DU FLUIDE VITAL

AMIENS

TYPOGRAPHIE DE CARON ET LAMBERT, IMPRIMEURS-LIBRAIRES,

PLACE DU GRAND-MARCHÉ

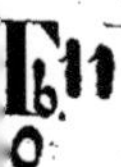

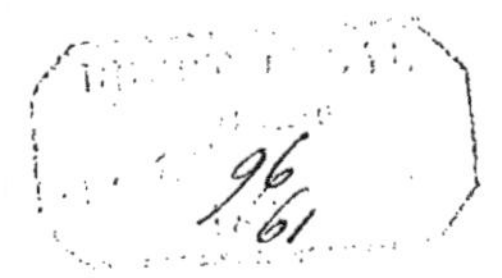

DISCOURS DE RENTRÉE

1856

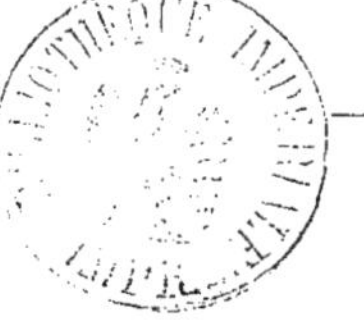

DU FLUIDE VITAL

AMIENS

TYPOGRAPHIE DE CARON ET LAMBERT, IMPRIMEURS-LIBRAIRES,

PLACE DU GRAND-MARCHÉ

DISCOURS DE RENTRÉE

1856

DU FLUIDE VITAL

Messieurs,

Plus on avance dans le sentier de la vie, plus on est frappé des ruines qu'on rencontre sur la route. — Malgré lui, l'esprit fait un retour pénible sur le passé, et les souvenirs se ravivent à mesure qu'on approche du terme du voyage. — Appelé aujourd'hui à porter la parole devant vous, Messieurs, je ne puis me soustraire à cette fâcheuse préoccupation, et le passé, comme un sombre tableau, vient s'offrir à ma mémoire. — Il y a vingt ans, je devais comme aujourd'hui, mais pour la première fois, prendre la parole dans cette enceinte. — Comme aujourd'hui, Messieurs, une assemblée d'élite, plus distinguée que nombreuse, nous honorait d'une marque d'intérêt dont nous sommes reconnaissant. Comme aujourd'hui encore, la présence de nos premières autorités, en témoignant de leur bienveillance, ajoutait à l'éclat de cette réunion : ce sont les mêmes lieux : la solennité du jour ne le cède en rien à celle des années précédentes. Mais pourtant quel changement ! Combien de ceux qui m'écoutaient alors, ne s'offrent plus à mes regards ! et pour ne parler que du vide qui s'est opéré parmi nous, ne dirait-on pas que la mort a pris plaisir à frapper ses coups redoublés dans les rangs de l'École de Médecine. Le premier tombé, n'était, permettez-moi de le dire, ni le moins éminent ni le moins regrettable. Bientôt et successivement, nous avons eu à déplorer la perte de Messieurs Routier, Pauquy, Rigollot, Barbier, tous recommandables par les qualités de l'esprit et du cœur. Tous avaient grandi dans cette École et avaient fait rejaillir sur elle le reflet de leur illustration. — Je n'essaierai pas, Messieurs, de faire ici l'éloge de ces hommes d'élite : il est, comme leur souvenir, gravé dans tous les cœurs. — Bien d'autres que moi ont su dire avec éloquence, leurs travaux importants, signaler les services qu'ils ont rendus, et témoigner des regrets qui les ont suivis dans la tombe. Peut-être, Messieurs, trouverez-vous que je doive ici faire une mention toute spéciale de M. Barbier, et payer un tribut d'hommages à la mémoire de l'homme éminent qui fut si longtemps notre chef et à qui l'École de Médecine a tant de grâces à rendre. Mais qu'aurais-je à dire, lorsque si récemment, vous avez entendu l'éloge, aussi complet qu'éloquent, sorti de la plume de notre Directeur, et qui recevait dans la séance publique de l'Académie, de justes applaudissements. — Non, Messieurs, je ne veux pas attrister cette réunion de famille, en insistant davantage sur des pensées pénibles, que la circonstance et les lieux ont réveillées malgré moi. — D'ailleurs ne devons-nous pas modérer nos regrets en pensant que chacun de nous, voudrait, après avoir vécu comme eux, laisser après soi les mêmes souvenirs. Nous surtout, devenus les anciens par la prérogative de l'âge, n'avons-nous pas de grands motifs de consolation, en voyant dans les jeunes professeurs qui nous entourent, un gage assuré d'avenir pour notre École et de dignes émules qui sauront ne pas laisser dégénérer entre leurs mains, le dépôt précieux qui leur sera confié.

Maintenant, Messieurs, oserai-je vous parler de la position qui m'est faite.

Réclamer l'indulgence de l'auditoire, n'est pour quelques orateurs qu'une formule de convenance à laquelle se soumet avec une fausse modestie, un talent sûr de lui-même. — Il n'en est pas ainsi pour moi, Messieurs. — Si je viens solliciter votre patiente indulgence, c'est avec la conviction qu'elle m'est nécessaire. Je n'ignore aucune des difficultés que j'ai à vaincre aujourd'hui. Je sais qu'il me faudrait habitude et talent ; je n'ai pas l'une et je me défie de l'autre. Je sais que je parle devant des hommes pleins de science, érudits, chez lesquels l'éloquence est toujours l'interprête de la pensée, et dont le goût et le savoir justifieraient les exigences. Mais je me rassure en pensant que le mérite est toujours indulgent, et que je n'ai point à craindre ici la sévérité de la critique.

Les sciences médicales abondent en sujets attrayants. Elles semblent avoir pris pour programme ces paroles du philosophe grec : γνωθι σεαυτον. Se connaître soi-même c'est un désir toujours vivant au fond de notre cœur. On doit intéresser en cherchant à soulever un coin du voile qui cache à nos propres yeux les secrets de notre être. Permettez-moi donc, Messieurs, de m'entretenir quelques instants avec vous du fluide nerveux et de rechercher son origine.

Gardez-vous de penser, Messieurs, que je veuille remonter à la cause première et la plus sublime de notre être, au principe spirituel, à l'âme enfin. Non, Messieurs, je ne me sens pas capable d'aborder un sujet aussi relevé. Je laisserai de côté ce qui appartient à la métaphysique ou à la psycologie. J'étudierai le fluide nerveux comme agent simple des mouvements vitaux. Je me renfermerai strictement dans le domaine de la physiologie.

Mais, peut-être, cette distinction ne vous paraît-elle pas bien saisissable? Permettez-moi une comparaison qui viendra, je l'espère, éclaircir ma pensée. Mettez en parallèle la mort réelle et la léthargie. Quelle différence existe-t-il entre ces deux états? Hélas ! ils n'ont que trop de ressemblance. Ne savons-nous pas que des léthargiques ont été descendus dans la tombe à laquelle ils n'appartenaient pas encore. Mais attendez quelques jours, et la différence apparaîtra. Celui qui n'est plus qu'un cadavre, va bientôt arriver à la décomposition : bien peu de temps suffira. Mais celui qui n'est qu'en léthargie, résiste à la destruction, et tout-à-coup, après un temps plus ou moins long, les rouages de la machine vivante reprennent leur activité, la vie reparaît intacte, comme si ses phénomènes n'avaient pas été suspendus. D'où vient cette différence? C'est que dans l'un de ces corps, la vie était réellement éteinte, et que dans l'autre elle restait en puissance. C'est que dans l'un, l'étincelle émanée du Créateur était retournée à sa source immortelle, tandis que dans l'autre elle était restée unie à son enveloppe terrestre.

Maintenant, Messieurs, si, comme je l'espère, j'ai pu vous faire saisir ma pensée, je puis entrer en matière sans crainte de méprise.

*

Si l'on veut étudier l'homme dans l'état de complication où nous le voyons après son développement complet, l'esprit se perd dans la multiplicité des combinaisons qui composent son être et qui le rendent la plus grande merveille de la création. L'homme physique ne peut être compris, que s'il est soumis à une analyse minutieuse ; que si on le décompose par la pensée ; que si, permettez-moi cette expression, on en extrait la racine. En suivant cette marche, on arrive à ramener l'homme à ses éléments primitifs, à le réduire à ce qu'il a de commun avec tous les êtres organisés. Puis en le recomposant, il devient possible de saisir l'enchaînement de tous ses actes, et de s'élever même jusqu'au point où paraît l'intelligence, limite où notre impuissance nous force de nous arrêter. C'est pour n'avoir pas suivi cette méthode, que les ouvrages de physiologie sont restés confus et obscurs. Chaque auteur met sous la dépendance d'organes différents, tous les actes vitaux. Bordeu et Bichat ont pensé qu'il suffisait du jeu toujours concordant du cœur, du cerveau et des poumons, pour l'entretien de la vie. C'est leur trépied vital. M. Bourdon met sur la même ligne cinq organes en même temps, sans y voir autre chose que les anneaux d'une chaîne dont le premier ne peut être distingué. Beaucoup confondent les phénomènes intellectuels avec les actes vitaux, et finissent par placer l'homme en dehors du règne organique, à en faire un être à part, régi par des forces qui lui sont propres, et même en hostilité constante avec les lois générales de la nature.

Une simple réflexion vient détruire une semblable théorie.

L'homme n'est composé que d'éléments inorganiques. Sans eux, ni lui, ni les autres êtres organisés ne peuvent exister. C'est d'eux qu'ils tirent leurs aliments, et les diverses excitations qui produisent leur existence propre. Soustrayez à un végétal l'hydrogène et le carbone, aux animaux et à plusieurs plantes ces deux substances, puis l'azote ainsi que la base de plusieurs sels, les uns et les autres sous une forme simple ou composée, et ces êtres ne pourront plus s'alimenter. Privez-les d'air, d'oxigène, ou de calorique, ils mourront. Ainsi l'existence des êtres organisés, est un état contingent, conditionnel, entièrement dépendant de la présence des corps inorganiques et réglé par eux. Sans aliments (et tous les aliments sont originairement minéraux), l'être organisé ne peut se former un corps ni le renouveler ou l'augmenter. La vie lui devient donc impossible. — S'il existe entre le règne inorganique et les êtres organisés, des rapports si intimes de cause à effet, comment vouloir que l'homme seul se trouve en dehors de ces conditions, ait pour lui seul des lois spéciales, et soit toujours en lutte avec le reste de la nature ? — Non, l'homme, chef-d'œuvre et complément de la création, ne peut-être soustrait à ses lois éternelles, dont l'unité est le plus grand titre à notre admiration.

Je n'ai fait qu'indiquer tout-à-l'heure l'acte le plus important qui caractérise l'animalité. Nous devons maintenant nous en occuper d'une manière plus précise.

Quel que soit l'être organisé que l'on considère ; quelle que soit celle de ses parties qu'on soumette à l'observation ; depuis le végétal le plus simple jusqu'au plus élevé des animaux, depuis celui-ci jusqu'à l'homme, on trouve deux mouvements principaux communs à tout ce qui a vie.

Par une action intime, le sang ou un liquide nutritif quelconque, parvenu dans la trame la plus déliée des tissus, est présenté aux parenchymes qu'il sert à réparer. Par elle aussi, les molécules devenues inutiles, sont détachées des organes. — De ces deux mouvements opposés, résultent des courants capillaires, souvent contraires, dirigés dans tous les sens, nullement soumis aux lois de la pesanteur. — Le fluide nutritif répandu dans les parenchymes, reste oscillant et semble hésiter avant d'obéir à la force qui détermine sa marche et la dirige. Arrivé dans la profondeur des tissus, il ralentit son cours, s'arrête, devient solide et vit : tandis que les atomes solides qui forment les tissus, s'en détachent et deviennent fluides à leur tour. — Examinés au microscope, ces mouvements donnent l'idée d'un tourbillon dans lequel des molécules nouvelles viennent se confondre sans cesse, et dont sans cesse des molécules nouvelles se séparent. — Ainsi, transformation continuelle et réciproque des fluides en solides, et des solides en fluides ; tel est le phénomène qu'on est convenu d'appeler nutrition. Or, la nutrition c'est l'acte fondamental de l'existence des êtres organisés. C'est de là qu'il faut partir pour arriver à quelques données certaines : c'est pour nous l'unité du mathématicien, le point du géomètre. Peut-on penser autrement, quand on observe que seule de tous les actes de la vie, la nutrition se trouve dans la série entière des êtres organisés, et que dans bon nombre de ceux-ci, elle est le seul phénomène qui décèle leur existence.

Maintenant, comment caractériserons-nous ce phénomène ? — Est-ce une fonction ? Non. Une fonction est le résultat de l'action d'un ou plusieurs organes. L'organe, c'est le tissu ayant pris une forme particulière. Le tissu est la matière brute, l'organe la matière façonnée : dans le tissu, on ne peut découvrir que des mouvements moléculaires ; dans l'organe, c'est un mouvement de masse, d'ensemble : le tissu, comme matière, porte en lui la cause de ses mouvements, l'organe ne peut se mouvoir par lui-même, il lui faut le secours d'un excitateur : c'est pour lui seul, c'est dans son propre intérêt que le tissu agit et travaille ; l'action des organes a un but étranger à eux-mêmes : ce n'est pas pour lui que l'estomac digère, ou bien que le cœur pousse le sang dans les vaisseaux. Ce qui se passe dans le tissu, est donc un acte essentiellement vital. Cette distinction est de la plus haute importance, et nous fera mieux concevoir comment toutes les fonctions, groupées autour de la nutrition, fait primordial, sont toutes destinées à lui venir en aide. On pourrait dire que les fonctions sont autant d'esclaves uniquement occupés à travailler pour un maître, la nutrition.

La nutrition suppose la présence d'un liquide dans les parenchymes, liquide qui doit être analogue aux tissus mêmes, ou dans lequel du moins, ils puissent trouver les éléments de leur réparation. Certains êtres trouvent ce liquide tout préparé dans le milieu où ils vivent : tels sont les plantes et les derniers des animaux. Mais il n'en est pas toujours ainsi. L'animal est souvent obligé d'aller chercher au loin les matériaux qui doivent former son liquide nutritif. Il lui faut alors des organes et un appareil de locomotion. Ces matériaux peuvent être plus ou moins dissemblables à la nature de ses tissus : Il faut un organe qui les rende homogènes et propres à l'assimilation : L'animal aura un appareil digestif. Celui-ci ne peut répandre partout le liquide qu'il a préparé ; on voit naître des tubes conducteurs, un organe d'impulsion, la circulation apparaît. Enfin le liquide nutritif ne possède pas encore toutes les qualités qui doivent le rendre réparateur ; il est mis en contact avec l'air : voilà la respiration. L'instinct lui-même vient participer à ce concours de toutes les fonctions, et guide l'animal à la recherche des substances qui lui sont les plus propres. — Ainsi le nombre des organes augmente, suivant le degré de l'échelle zoologique qu'occupe l'animal, et suivant les difficultés qu'il a à se procurer les matériaux de sa nutrition. Mais la vie peut exister sans eux, même chez l'homme. Un coup d'œil jeté sur le développement de l'être humain, viendra confirmer cette importante vérité. Dès le moment où le nouvel être peut être distingué, c'est une masse homogène, pulpeuse : peu à peu son organisation avance, sa forme se dessine. Il trouve autour de lui, dans les liquides qui l'enveloppent, les premiers matériaux de sa nutrition. Là, il est encore au bas de la chaîne des êtres, c'est un polype ; aucune fonction n'existe encore, tout se borne à la nutrition. Le nouveau corps croît toujours, des connexions plus intimes s'établissent avec les organes qui le renferment, car son premier mode de nutrition ne suffit plus. Il va recevoir de sa mère le fluide tout préparé. C'est le moment où on voit paraître le cœur sous forme d'un globule sanguin qui se meut. C'est le *punctum saliens* d'Aristote. Harvey observa ce fait avec ravissement dans l'œuf d'un mammifère, et son enthousiasme fut tel, qu'il courut chercher le roi Charles Ier, pour lui faire contempler la merveille. Bientôt le nouvel être se perfectionne ; de nouveaux organes se montrent ; les rouages se compliquent ; enfin il est complet. Mais tous ces instruments formés du sang ne servent pas encore à le confectionner. Semblables à une armée de réserve, ils attendent dans l'inaction, le moment où il leur sera donné d'agir, et ce moment est pour eux celui de la naissance. C'est alors qu'éclatent à la fois les nombreux phénomènes qui découlent d'une vie complète, et dont la brusque apparition a pour cause la nécessité où se trouve le nouvel être, de créer aux dépens des corps extérieurs, le fluide nutritif qui cesse brusquement de lui être fourni par sa mère. On peut donc dire que tout dans l'homme physique se rapporte à la formation du sang. C'est de lui que tout part, c'est à lui que tout revient. La circulation le répartit, la respiration le perfectionne, la digestion l'entretient et le renouvelle. Rien dans l'économie n'y est étranger. Si tant de soins sont pris par la nature pour former les matériaux de la nutrition, si toutes les fonctions de l'économie concourent à ce but, il faut bien reconnaître que ce phénomène tient tout le reste sous sa dépendance. On peut donc le dire sans exagération, la nutrition, c'est la vie.

De ce que nous venons de dire, découlent les propositions suivantes :

La nutrition se fait dans l'intimité des tissus.

Les parenchymes sont eux-mêmes les agents de l'assimilation. Le fluide nutritif qui leur est présenté, est par eux décomposé et mis en œuvre. Ils en extrayent et s'approprient les substances ou les éléments qui doivent servir à réparer leurs pertes continuelles.

Mais si le tissu a la propriété de modifier le fluide nutritif et de le rendre semblable à lui, d'où lui vient cette propriété ? A quelle source la puise-t-il ? Quelle puissance peut être assez générale, assez simple, et en même temps assez variée, pour résider jusque dans la dernière molécule de l'être vivant, et agir différemment dans chaque organe ? Question immense et féconde en problèmes ! Aussi a-t-on cherché de tout temps, avec ardeur et persévérance, à y trouver une solution, croyant qu'elle renfermait le secret de la vie. Cette prétention, toute chimérique qu'elle était, a conduit à une foule de travaux qui, s'ils n'ont pas atteint le but, n'ont pas été sans quelque utilité. Souvent en poursuivant une chimère, on rencontre des vérités aussi précieuses qu'inattendues. Ne blâmons donc pas trop sévèrement des recherches consciencieuses, eussent-elles le vain espoir de créer un autre univers.

Le besoin d'une force à laquelle on puisse rattacher comme effets, les divers actes de la vie, se fait sentir dès les premiers pas qu'on fait dans l'étude des êtres organisés. Mais ce mot, force ou puissance, a été différemment compris. Les uns en ont fait un être matériel, une entité, tantôt appréciable, tantôt subtil et insaisissable. Pour d'autres, c'était un éther, un souffle (pneuma). Pour beaucoup la force vitale n'est qu'une abstraction, par laquelle on n'exprime que les généralisations les plus élevées, renfermant l'universalité des faits connus. Aujourd'hui, on admet assez communément sous le nom de force vitale, un agent supposé matériel, quoique d'une nature tout-à-fait inconnue ; agissant comme un corps éminemment subtil, véritable fluide impondérable, analogue à ceux dont la science a déterminé les lois ; et, comme les nerfs sont essentiels à sa propagation, comme les phénomènes qui le rendent appréciable, cessent en tout ou en partie, par la destruction totale ou partielle de l'appareil cerebro-spinal, on a regardé celui-ci comme le centre de production, de sécrétion, et les nerfs comme les conducteurs de ce fluide appelé nerveux ou vital. On a été encore plus loin : par des expériences ingénieuses, on a été conduit, en signalant nombre d'analogies, à identifier le fluide nerveux avec le fluide électrique : de sorte que l'homme physique, ainsi que je le disais en commençant, rentre, par les conditions de ses mouvements, dans le domaine général de la nature, puisque l'électricité paraît être l'agent général des phénomènes naturels. Je ne pense donc pas qu'en admettant l'électricité comme force vitale, on soit dupe d'une chimère, ainsi que le dit M. Bourdon. Pourquoi en effet cet agent, parce qu'avec lui on ne peut expliquer les phénomènes de l'homme moral, ne présiderait-il pas à ses actes nutritifs et d'animalité ? Suivons un instant les effets que ce fluide produit dans l'ordre physique, et nous ne douterons plus qu'il ne puisse diriger aussi les actes qui régissent les êtres organisés.— Quelques gouttes de liquide versées sur un peu de métal, suffisent pour produire une source mystérieuse dont les courants, tantôt passent invisibles, inoffensifs, impalpables ; tantôt s'échappent par torrents de lumière et de chaleur. Tantôt c'est le fer qui déchire, le feu qui consume : c'est plus encore, c'est la foudre qui renverse et qui tue. Oui, la foudre elle-même, mais domptée par le génie de l'homme; elle prend sous sa main les qualités d'un serviteur intelligent, docile, infatigable.

Ici, elle produit une lumière d'un éclat tel, qu'elle va lutter avec les rayons du soleil, dont elle a pris le tiers de la puissance. Là, soumise aux appareils convenables, elle affecte tout-à-coup des formes d'intelligence : elle écrit, elle calcule, elle marque le temps avec une régularité presqu'égale à celle des astres.— Dans les mains du chimiste elle détruit les corps, elle en crée de nouveaux. Enfin, phénomène qu'on a peine à comprendre, même en le voyant s'accomplir, elle transporte la pensée avec la rapidité de l'éclair, d'un bout du monde à l'autre, sans que la mer, les montagnes, les abîmes , pas plus que le temps et l'espace, soient pour elle des obstacles. N'y a-t-il pas quelque chose d'effrayant pour l'esprit qui cherche dans l'avenir, le terme des merveilles que peut produire l'électricité !

Si la science physiologique, moins avancée que ses sœurs, n'a pu constater encore d'une manière précise le mode d'action de l'électricité dans l'économie animale, on ne peut plus du moins aujourd'hui douter de son influence. Qui ne connaît la singulière organisation des poissons électriques : la torpille, le silure, le gymnote? Si dans les animaux que je viens de citer, l'électricité est devenue une arme puissante, comment croire qu'elle soit étrangère à la production des phénomènes organiques? L'appareil électrique de ces poissons, est composé de tissus vivants, de membranes diversement arrangées et d'une matière gélatineuse. Pourquoi les autres tissus du corps, si divers et si diversement disposés, ne pourraient-ils pas renfermer des électricités différentes suivant leur nature et leur forme? Pourquoi, je le répète, l'homme, créé comme le reste de l'univers, serait-il seul soustrait à l'influence qui régit l'universalité des êtres? Les merveilles de sa structure et de ses fonctions, sont-elles plus étonnantes ou plus difficiles à concevoir, que celles qui ont assigné leur place à ces globes innombrables, dont les évolutions régulières, s'effectuent sans confusion dans un espace sans bornes.

Les nerfs, avons-nous dit, ont été regardés comme les conducteurs du fluide que nous appellerons indifféremment nerveux, électrique ou vital. C'est un fait hors de doute. Mais l'appareil cerebro-spinal en est-il le producteur? Mille faits viendraient au besoin prouver le contraire. Quelques-uns nous suffiront. Examinons de nouveau ce qui se passe dans le développement de l'embryon. Chez lui, les nerfs se montrent avant la moëlle épinière; celle-ci précède le cerveau. On a vu même, quelquefois, des nerfs exister avec absence de cerveau et de moëlle. On a vu cette dernière exister sans cerveau. Dans les acéphales, quoique le cerveau manque, la vie intra-utérine a lieu, l'être humain vit, croît, et arrive même jusqu'au terme de la gestation. Chez ceux qu'on a nommés anencéphales, parce qu'ils sont privés de cerveau et de moëlle, on a rencontré des nerfs et un grand sympathique. Les nerfs eux-mêmes peuvent ne pas exister : on cite un cas d'aneurie complète. Cessons donc de chercher la source du fluide nerveux dans l'appareil cerebro-spinal, puisque la vie peut exister sans lui. Tournons nos regards d'un autre côté ; mais d'abord posons quelques principes nécessaires à l'intelligence de ce qui va suivre.

1° Tous les corps de la nature, quels qu'ils soient, ont une électricité propre.

2° Le contact de deux corps de densité différente, détermine toujours un développement d'électricité d'autant plus considérable, que la différence de densité est elle-même plus grande.

3° Le fluide électrique devient apparent, toutes les fois qu'il se produit une action chimique.

4° Enfin, dans tout changement d'état de la matière, il y a manifestation d'électricité.

Voyons jusqu'à quel point ces propositions sont applicables à notre thèse.

Le corps humain faisant partie de la matière, doit avoir son électricité propre ; et comme il existe en lui beaucoup de tissus divers, chacun d'eux doit être aussi dans un état particulier d'électrisation, soit relativement à sa nature conductrice ou isolante, soit relativement à l'espèce ou à la quantité d'électricité qu'il renferme. Une fois cette proposition admise (et ne pas l'admettre, serait faire du corps humain une substance absolument isolée et étrangère au reste de l'univers), une fois, dis-je, cette proposition admise, il n'est plus difficile de concevoir sous l'empire de quelle force s'exécutent les mouvements qui constituent la nutrition.

Le sang, fluide composé, et différant de densité avec les solides, est appelé vers tel ou tel organe, suivant l'état électrique de celui-ci. Voilà la source des courants capillaires. Arrivant dans l'intimité des tissus, fractionné, pour ainsi dire, à l'état moléculaire, ce sang est facilement décomposé. Chaque tissu s'approprie les atomes élémentaires qui doivent et qui peuvent le réparer, et qui probablement sont autrement électrisés que lui. Les globules anciens, changés de nature, et ayant acquis la même électricité que les tissus qu'ils servaient à former, sont alors éliminés, et rentrent dans la circulation générale, ou fournissent les matériaux des exhalations. De cela il résulte que l'assimilation n'est autre qu'une polarisation des molécules du sang, attirées par des tissus doués d'une autre électricité qu'elles-mêmes, et le phénomène opposé est dû à la force répulsive qui s'exerce toujours entre corps électrisés de la même manière. Ces faits ne se montrent-ils pas à chaque instant aux yeux des chimistes et des physiciens ? Ce qui se passe dans la galvanoplastie, connue aujourd'hui de tout le monde, peut nous en donner une idée.

On pourrait donc dire que le fluide nerveux n'est autre chose que l'électricité naturelle des tissus, mise en activité par suite de la polarisation du sang.

Mais cette source de fluide nerveux, source primordiale, puisque, comme la nutrition, elle peut exister seule ; source éminemment active, puisqu'elle est constamment en travail, et qu'elle ne peut cesser sans amener la mort ; cette source, dis-je, n'est pourtant pas la seule ; toutes les fonctions concourent aussi à leur manière à la production de l'électricité vitale : la circulation, par un acte physique, le frottement ; la digestion, par un phénomène chimique, sorte de fermentation ; la respiration, par un autre procédé chimique, espèce de combustion. Les sens eux-mêmes apportent leur contingent d'électricité nerveuse pendant l'accomplissement de leurs fonctions. C'est par le contact des divers agents naturels. La lumière, par ses rapports originels avec l'œil ; les vibrations de l'air, constituant les phénomènes acoustiques ; la pénétration des atomes savoureux ; l'émanation des vapeurs odorantes ; le simple contact des objets extérieurs, sont autant de nouvelles sources de fluide nerveux.

Vous voyez, Messieurs, que les moyens de production de l'électricité vitale sont multiples. Mais remarquez, je vous prie, que ces derniers sont propres seulement aux animaux qui occupent le plus haut degré de l'échelle zoologique, et qu'au fond ils ne sont qu'accessoires, puisqu'ils dépendent d'organes qui n'existent pas ou qui ne fonctionnent pas toujours.

Le centre cerebro-rachidien n'est donc pas le producteur du fluide nerveux. Mais si nous sommes forcés de lui retirer le privilége dont il a toujours été en possession, nous ne voulons refuser un rôle ni à lui ni aux nerfs, car la création n'a rien produit d'inutile, pas plus dans l'homme que dans la nature. Nous voyons dans l'encéphale, un centre auquel les nerfs, qui resteront pour nous des conducteurs, apportent le fluide nerveux, et duquel émane l'agent excitateur de toutes les fonctions. On peut dire de lui ce qu'on a dit du cœur : *omnibus dat et ab omnibus accipit*. Je comparerai le centre cerebro-rachidien, a un appareil condensateur, propre à accumuler l'électricité et à la mettre en réserve pour les besoins de l'économie. Ce serait comme une bouteille de Leyde. Alors nous verrons ce centre se charger de fluide vital par le moyen de ses conducteurs (les nerfs), toujours en communication, soit avec les parenchymes, où la nutrition produit un développement continuel d'électricité, soit avec tous les organes où le dégagement est intermittent comme leur action. Nous verrons encore ce condensateur dispenser un courant continu de fluide vital, ou produire une brusque décharge, suivant que les phénomènes de la vie s'effectueront avec calme, ou qu'une passion provoquera une perturbation vive et soudaine.

Ainsi analysé, et soumis pour le physique, au microscope de la science, tel serait l'homme, se rattachant par la nature de ses éléments et le mécanisme de ses actes, aux derniers des êtres organisés. Cette assimilation serait peu satisfaisante pour l'orgueil de celui qui se qualifie le roi de la création. Mais dans cet examen physiologique, nous ne nous sommes pas élevés jusqu'à l'être moral. Là sera toujours pour nous la limite du mystère impénétrable, objet de notre profonde admiration, et par lequel le Créateur a joint l'esprit à la matière : ou pour mieux dire, a doué celle-ci de la faculté de traduire la pensée par des actes extérieurs. Miracle véritablement divin, dont l'homme a droit de s'enorgueillir s'il en fait un noble emploi, et qui, en l'élevant vers le Créateur, semble un lien mystérieux entre lui et l'auteur de toutes choses.

Ces premières notions étant établies, il nous faudrait, Messieurs, rechercher le rôle des diverses parties du système nerveux par rapport à toutes les fonctions auxquelles elles président. Mais ce serait aborder des détails infinis, et qui nous conduiraient à d'immenses développements. Je m'arrête, craignant d'avoir déjà fatigué votre attention. Trop heureux si j'ai pu vous intéresser un instant, en soumettant avec quelque clarté ma pensée à vos intelligences.

Messieurs les Élèves,

Nous vivons à une époque favorisée, à une époque de travail et de progrès. Tout, sciences, arts, industrie, se perfectionne et marche avec une activité sans égale. Vous ne pouvez rester en dehors de ce mouvement. On vous demandera des études fortes. Mais si l'on exige de vous des preuves réelles de capacité, plus heureux que vos devanciers, vous avez sous la main les moyens d'instruction les plus nombreux et les plus faciles. Grâces à l'intérêt soutenu et éclairé que le chef de l'État porte à tout ce qui concerne l'instruction ; grâces aux soins assidus que l'autorité prend de veiller sur vos études ; grâces à la sollicitude et au bon vouloir d'une administration bienveillante, vous avez peu d'efforts à faire. La science vient pour ainsi dire au-devant de vous. Les encouragements ne vous manquent pas non plus. La présence dans cette enceinte d'un prélat éminent qui a consacré de longues années de sa vie à l'instruction publique, vient donner à vos études profondes le caractère religieux qui leur sied si bien. Tout nous fait espérer que vous ne négligerez pas de profiter des avantages qui s'offrent à vous avec profusion. Préparez-vous par un travail assidu, par des habitudes sérieuses, à prendre le rang qui doit appartenir au médecin, et que donnent dans la société, la dignité et le savoir. Quant à nous, nous chercherons, comme nous l'avons toujours fait, à aplanir les difficultés qui entravent souvent les premières études. Nous travaillerons avec vous, et nous serons toujours heureux et fier des succès que vous aurez obtenus.

Vu :

Le Recteur de l'Académie,

GUILLEMIN.

AMIENS. — TYPOGRAPHIE DE CARON ET LAMBERT, IMPRIMEURS-LIBRAIRES.